COMMENT ON SE DÉFEND

CONTRE

LES HÉMORROIDES

COMMENT ON SE DÉFEND

CONTRE LES

HÉMORROÏDES

PAR

Le Dʳ CABANÈS

DIRECTEUR DE LA « CHRONIQUE MÉDICALE »

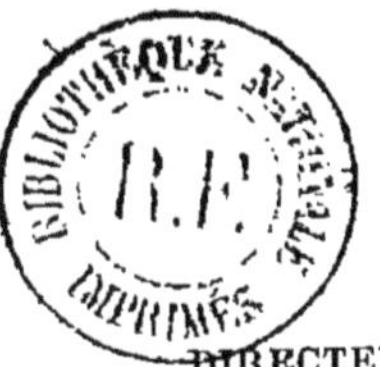

Prix : 1 franc

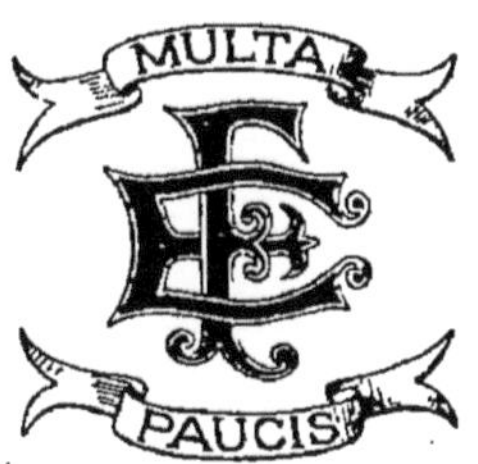

PARIS

L'ÉDITION MÉDICALE FRANÇAISE

29, RUE DE SEINE, 29

[illegible]

[illegible]

[illegible]

1741

[illegible]

[illegible]

[illegible]

COMMENT ON SE DÉFEND
CONTRE
LES HÉMORROÏDES

Noms Populaires.

Le mot technique *hémorroïdes* étant de ceux que la bienséance du langage interdit, on a cru devoir le remplacer par des à peu près, tels que : *amourranes, amourance,* émeraudes.

Le peuple a fait choix de saint Fiacre pour patron des hémorroïdes, sans doute parce que les tumeurs hémorroïdaires ont, de par leur couleur et leur forme pédiculée, quelque analogie avec le fruit du figuier (*fic* ou *ficus*). Au surplus, saint Fiacre ne saurait réussir à faire disparaître ce mal que le Deutéronome déclare incurable. Tout au plus a-t-il le pouvoir d'en atténuer les douleurs. Heureusement, la médecine de nos jours peut disposer d'un arsenal thérapeutique dont les armes sont plus puissantes que les reliques de saint Fiacre.

Définition et Causes

Chacun sait ce qu'on entend par le mot d'*hémorroïdes.* Les hémorroïdes sont, en réalité, des varices, c'est-à-dire une inflammation des veines, mais de veines qui peuvent, de temps à autre, saigner.

Les veines hémorroïdales n'ont pas de valvules et c'est ainsi qu'on explique qu'elles se dilatent plus facilement que beaucoup d'autres.

On a établi diverses classifications des hémorroïdes. Qu'il suffise de savoir qu'on les distingue en *hémorroïdes externes* et *hémorroïdes internes*, selon qu'elles font ou non saillie en dehors du rectum.

Il faut encore ne pas ignorer que les hémorroïdes sont ou *idiopathiques* ou *symptomatiques :* dans le premier cas, elles constituent toute la maladie; dans le second, elles ne sont que le symptôme d'une affection de voisinage ou éloignée.

Ceci demande une explication. Par exemple, une tumeur abdominale, la grossesse, etc.. peuvent comprimer les veines situées au-dessous et déterminer des hémorroïdes, en gênant la circulation du sang dans les vaisseaux. Mais les hémorroïdes peuvent aussi être le résultat d'un écart de régime, de l'abus des purgatifs, surtout des purgatifs drastiques, tels que l'aloès, le jalap, etc., qui font la base de l'eau-de-vie allemande, et de certaines pilules de santé ou grains de vie, qui font la fortune d'habiles industriels.

La *constipation habituelle* est une des causes les plus fréquentes des tumeurs hémorroïdaires. C'est pourquoi la personne atteinte d'hémorroïdes aura soin se présenter chaque jour à la garde robe, à l'heure fixe, soit après l'un ou l'autre des repas, soit le matin, ou mieux encore le soir, le repos de la nuit étant une condition favorable à la réduction spontanée des tumeurs procidentes et les soins de la toilette étant plus facilement exécutés à ces heures de la journée.

Dans le cas où ces précautions seraient insuffisantes, il faudrait avoir recours aux lavements émollients et glycérinés, aux laxatifs et aux purgatifs doux, qui rendent les selles liquides et en facilitent l'expulsion. Les différentes préparations à base de magnésie, la rhubarbe, les thés purgatifs, les eaux laxatives, etc., sont les agents à préférer.

Si l'on se comporte de cette façon et si l'on contraint ainsi l'intestin à fonctionner tous les jours, il n'est nul besoin de faire des efforts pour obtenir un résultat satisfaisant, ce à quoi contribuera encore le choix d'un régime spécial.

Régime

Nous venons de dire qu'un écart de régime produisait parfois les hémorroïdes : rien n'est plus exact. Et cependant il y a, à cet égard, des variations bien bizarres. Tel se trouve très bien de ne boire que de l'eau ; tel autre en est incommodé. Un médecin de Francfort, le Docteur Altschul, qui confesse avoir fait maintes expériences sur lui-même, depuis vingt ans qu'il est atteint de cette infirmité; prétend que, pendant de longues années, il a bu de l'eau en grande quantité; durant tout ce temps, il souffrit, dit-il, *cruellement* de ses hémorroïdes. Celles-ci diminuèrent beaucoup dès qu'il eut diminué dans des proportions notables sa consommation d'eau. Bien longtemps après, il voulut se remettre à son habituel régime; de nouveau, il éprouva de vives douleurs.

Il s'agit évidemment là d'une idiosyncrasie, c'est-à-dire d'une constitution spéciale de l'individu, car nous ne pensons pas que l'eau puisse produire de pareilles conséquences.

Nous serions moins affirmatif sur le vin et le café, encore que pour cette dernière boisson, nous ne pensions pas qu'elle soit aussi nuisible qu'on a bien voulu le dire. L'alcool, les liqueurs sont, sans conteste, des plus nuisibles. Il en est de même du thé, des asperges, des radis, des mets épicés ou trop salés.

Il est bon de ne pas manger trop de viande; les légumes, en général, ne peuvent être que favorables.

En somme, le régime des hémorroïdaires tient à la fois du régime des *constipés* et de celui des *goutteux*.

Le régime des goutteux ne diffère pas, d'ailleurs, sensiblement, comme on va le voir, du régime des constipés; il comporte néanmoins quelques prescriptions spéciales qu'il est utile de connaître. *Les hémorroïdaires devront se référer à l'un ou à l'autre de ces régimes, selon qu'ils auront une prédominance de l'un ou de l'autre de ces tempéraments.*

Pour établir le régime des *hémorroïdaires constipés*, il faut, dans le choix des aliments, se guider sur trois indications principales :

1° Manger des aliments qui laissent, après la digestion, des résidus copieux qui stimulent la sécrétion et la motilité de l'intestin ;

2° Absorber des substances, chargées en sels minéraux et en sucre, capables d'agir à la façon des purgatifs sur la sécrétion intestinale ;

3° Prendre en nature ou favoriser la production d'acides organiques qui provoquent la contraction de l'intestin.

D'après ces données, on peut déjà pressentir que les végétaux joueront un rôle important dans le régime des hémorroïdaires.

Boissons : Nous recommandons, de préférence au vin, les boissons sucrées ou acides, comme le cidre, soit pur, soit mélangé à une certaine quantité d'eau. Au besoin, le cidre de poire ou poiré, selon la tolérance du tube digestif ;

Les vins mousseux, champagne de marques diverses, les vins doux et mousseux, les vins de Saumur.

Comme autres liquides : le petit lait, le képhyr, le lait en nature ou le thé et le café coupé avec du lait.

Pain : Au pain de froment ordinaire on substituera le pain bis, le pain de son, le pain de Graham, le pain dit complet, le pain de seigle.

Viandes : grasses.

Poissons : gras.

Légumes : Pommes de terre, navets, carottes, asperges, haricots verts, pois, lentilles.
Nouilles, macaroni, lasagne.
Beurre, crème.

Fruits : prunes, prunelles, figues, pommes.
On ajoute aux compotes du sucre, ou mieux du sucre de lait.

Voici, selon le Dr Gillet, comment on peut formuler le régime des hémorroïdaires goutteux : c'est un *régime mixte*, plus végétal que carné, mais non exclusif.

Boissons A DÉFENDRE :
Vin pur.

Boissons alcooliques : bières fortes, cidre doux, Porto, Xérès, Bourgogne, vins aigrelets, liqueurs de toute nature.

Café, thé et chocolat, à moins de le prendre très léger.

À CONSEILLER : Eau pure. Eaux de sources : Vittel, Martigny, Renlaigue.

Eaux minérales gazeuses en quantité plutôt forte : Perles de Vals, Couzan. (1).

---

(1) Les personnes qui se déplacent fréquemment auront avantage à emporter avec eux un flacon de **Comprimés de Vichy-État**, qui permettent de préparer instantanément une eau alcaline, excellente pour les hémorroïdaires.

Infusions chaudes, principalement le soir.
Eau et bière légère, cidre fait et léger.
Eau rougie.
Eau et vins blancs légers : Anjou, Bordeaux, Moselle, Champagne.
Lait.

ALIMENTS SOLIDES. — *Pain* : Rien de spécial pour le pain ; pain de seigle.

A DÉFENDRE. — *Viande* : Gibier, viande salée et conservée, charcuterie, viande grasse.

Poissons de mer.
Mollusques, crustacés.

Légumes : Tomates, oseille, asperges, rhubarbe, champignons, truffes.
Condiments en général.
Fromages avancés.
Pâtisseries.
Sucreries.

A CONSEILLER. — Toutes les autres viandes maigres en petite quantité, à ration modérée, surtout viandes blanches.
Œufs, modérément.
Tous les autres poissons maigres.
Huîtres modérément,
Tous les autres légumes et tubercules : Pommes

de terre, épinards, choux, chicorée, laitue, cresson.

Tous les végétaux herbacés verts.

Fromage blanc et peu odorant.

Fraises, pêches, raisins, amandes, groseilles, framboises (modérément), pommes (sans être pelées), oranges, etc.

En dehors de ce régime mixte, on a conseillé le *régime lacté*. Celui-ci ne sera pas le régime ordinaire de l'hémorroïdaire goutteux. Imposé momentanément, il sera très avantageux, mais prolongé, il serait plutôt nuisible.

On pourra de temps en temps, pendant une huitaine de jours, y soumettre le malade, pour opérer une espèce de lavage, mais voilà tout.

On a proposé aussi le *régime végétarien*.

Très bon en théorie, ce régime ne pourrait non plus se prolonger exclusivement.

On peut combiner le régime lacté et le régime végétarien, autrement dit le régime lacté mixte.

On devra, il est vrai, se tenir plus près du régime végétarien que du carné.

Que l'on adopte, selon les circonstances, les régimes momentanés, lacté ou végétarien exclusifs ou le régime mixte, le mode d'administration n'a rien de particulier. Il se plie aux habitudes du pays.

Au point de vue de la ration, l'hémorroïdaire goutteux doit manger peu : il doit s'en tenir à une juste ration d'entretien. Il doit boire surtout de l'eau, en certaines quantités, deux à trois litres.

Le goutteux doit se contenter de 120 grammes d'azote, 70 de graisse, 2.500 hydrate de carbone et 30 de sels, comme ration journalière.

Les effets des régimes alimentaires prescrits aux goutteux hémorroïdaire varient selon la nature du régime.

Avec le régime lacté, on obtient la diurèse, la solubilisation de l'acide urique et aussi l'augmentation du taux des échanges et partant, des oxydations, d'où plus d'urée, pour moins d'acide urique.

Le régime végétarien favorise l'élimination des urates, et surtout les transforme en hippurates, plus solubles.

Le régime mixte ou régime commun participe en peu de ces avantages sans les avoir au même degré, mais il permet d'entretenir le malade dans un bon état de nutrition.

Fréquence des hémorroïdes

Les hémorroïdes figurent pour près d'un quart dans la statistique de 4.000 maladies du rectum que nous donne Allingham ; ce chiffre doit encore être loin de la réalité, et il suffit, pour s'en convaincre, de songer à tous ceux qui ne sont pas suffisamment incommodés par les hémorroïdes pour consulter le chirurgien.

C'est surtout de trente à cinquante ans qu'on les observe, plus chez la femme que chez l'homme; toutefois la différence n'est peut-être pas aussi accentuée qu'on l'a dit.

C'est, en effet, une maladie de l'âge mûr et de la vieillesse, bien que cependant elle n'épargne pas l'enfance d'une façon absolue.

Gosselin, toutefois, a émis quelques doutes à ce sujet: « Les faits que l'on a rapportés, dit-il, sont trop peu détaillés pour qu'on puisse être sûr qu'il ne s'agissait pas d'autre chose, de polypes du rectum, par exemple. Il ne faut pas oublier que jusqu'à nos jours, on a admis l'existence des hémorroïdes sans y regarder et tout simplement parce qu'il était question, soit de saignements par l'anus, soit de douleurs pendant la défécation. Je croirai aux hémorroïdes externes chez les enfants, lorsque j'en aurai vu, ou lorsqu'un observateur sérieux, après un examen bien fait, aura dit en avoir vu ».

Quelque rares qu'elles soient, les hémorroïdes se voient dans l'enfance.

L'on a invoqué les saisons, les climats, certains tempéraments (bilieux, herpétiques, goutteux), l'hérédité, le genre de vie ou d'alimentation, la suppression de divers flux, etc.

Les *saisons chaudes* et les *climats chauds* ont été accusés de favoriser le développement de l'affection. Des observations prouvent, en effet, qu'on la rencontre assez fréquemment dans ces conditions; mais comparées avec les faits recueillis dans des circonstances tout opposées, elles n'établissent pas péremptoirement qu'il y ait une influence bien marquée dépendant de l'état de la température atmosphérique ou du climat.

Semblable remarque doit être faite à l'égard de l'action prédominante de *telle ou telle constitution* et de *certains tempéraments*. Aussi nous semble-t-il inacceptable d'individualiser l'hémorroïdaire comme l'a fait Montègre dans le portrait suivant: « Il est grand, plutôt maigre que gras ; il a le teint plombé et jaunâtre ; de grosses veines serpentent sur ses bras, ses mains, ses jambes et ses pieds ; il a les cheveux noirs, un feu sombre anime ses regards; il est brusque, emporté ; ses passions sont violentes, ses résolutions tenaces; il est gros mangeur, mais indifférent dans le choix de ses aliments, souvent tourmenté de flatuosités et toujours constipé ».

Que ce portrait représente un type d'hémorroïdaire, nous le concédons sans peine. Mais ne cesse t-il pas d'être exact, quand il a la prétention de s'adresser à la généralité des cas ? Combien de sujets, affectés d'hémorroïdes, n'ont aucune ressemblance avec cette peinture !

Les hémorroïdes se rencontrent presque également chez l'homme robuste et chez le valétudinaire, chez le riche et chez le pauvre, chez l'homme actif comme chez l'homme casanier (1).

La même incertitude régne à propos de l'*héré-*

_____

(1) Allingham.

dité, que l'on a fait intervenir depuis bien longtemps. Si cette dernière paraît devoir être invoquée et acceptée dans un certain nombre d'observations, combien de fois les examens ne restent-ils pas négatifs; soit parce qu'ils le sont réellement, soit parce que les antécédents héréditaires sont insuffisants par suite des difficultés qui se rencontrent dans toute question d'étiologie?

Mais si l'hérédité est discutable, en temps que facteur capable d'agir directement, on aurait cependant tort de ne pas en tenir compte, suivant quelques auteurs; en particulier Lancereaux (1), d'après lequel elle porterait sur la prédisposition morbide, c'est-à-dire sur l'état névropathique spécial, qui tient sous sa dépendance, avec les hémorroïdes, toutes les autres manifestations de l'herpétisme.

Symptomes.

Lorsqu'un sujet se plaint de perdre du sang pur par l'anus depuis longtemps, souvent depuis plusieurs années, il est très probable qu'il s'agit d'hémorroïdes.

Le malade ne souffrait pas; il éprouvait seulement de temps en temps un sentiment de gêne, de pléni-

(1) Lancereaux. *Traité de l'herpétisme*, p. 55. Paris, 1883.

tude, de pesanteur, qui disparaissait avec l'apparition du flux sanguin ; mais il est survenu des douleurs plus ou moins vives qui l'empêchent de marcher et de se livrer à ses occupations habituelles.

La constatation de ces deux phénomènes, avec les caractères que nous venons d'indiquer, fournit déjà de fortes présomptions en faveur de l'existence d'hémorroïdes.

Les malades tiennent en général le langage suivant : « Depuis de longues années je suis atteint d'hémorroïdes, qui donnaient d'abord lieu à un léger écoulement sanguin au moment de la selle ; les matières étaient recouvertes de quelques stries de sang, mais les tumeurs ne sortaient pas par l'anus. Plus tard, après chaque garde-robe, surtout s'il existait de la constipation, un ou plusieurs bourrelets sortaient au dehors, mais ils rentraient spontanément ou bien une légère pression suffisait à les réintégrer, et je ne sentais plus rien. Dernièrement, un paquet plus volumineux que d'habitude est sorti et tous mes efforts n'ont pu aboutir à le faire rentrer ; il a plutôt, depuis lors, augmenté de volume, et j'éprouve de violentes douleurs qui m'obligent à un repos complet. »

Dans d'autres cas, le malade a éprouvé ce que l'on a décrit sous le nom de *crise* ou *attaque d'hémorroïdes.*

Cette attaque, dont nous empruntons la description à Daniel Mollière, débute par l'apparition d'une petite tumeur globuleuse, dure, bleuâtre, excessivement douloureuse à la pression et au plus

2

léger frottement. Il est parfois possible, pendant les premières heures, d'en faire rentrer le contenu dans le torrent circulatoire, à l'aide de pressions méthodiques entre le pouce et l'index.

» Les douleurs. dont ces varices sont le siège, ne tardent pas à déterminer des phénomènes spasmodiques, des épreintes, et ces contractions incessantes du sphincter ont pour résultat, non seulement d'augmenter l'afflux du sang veineux dans la tumeur, mais encore de l'attirer en haut dans l'anus. C'est surtout à ces spasmes que doivent être attribuées ces atroces souffrances qui caractérisent les attaques d'hémorroïdes.

» En effet, le malade commence-t-il à reposer après une longue nuit d'insomnie, ces spasmes, dont la chaleur du lit exagère la fréquence et l'intensité, viennent le réveiller, faisant naître dans la région des élancements douloureux, et, quand ils s'apaisent, ce sont des battements qui leur succèdent, battements analogues à ceux que l'on éprouve dans les doigts en cas de panaris.

» Le malade alors se lève, il croit avoir des matières à expulser, mais son rectum est vide et ses efforts n'aboutissent qu'à le faire souffrir davantage. La réaction générale ne se fait pas longtemps attendre, et elle est d'ordinaire assez forte : fièvre intense avec frissons, langue saburrale, inappétence, nausées, constipation, etc. »

Si l'on examine alors les malades qui se plaignent

des symptômes que nous venons d'exposer, voici ce qu'on constate :

Les *hémorroïdes externes* ne sont jamais réductibles ; elles donnent au toucher la sensation d'une petite tumeur souvent fluctuante, quelquefois ferme et même dure.

Le toucher seul permet de constater la présence des *hémorroïdes internes* non procidentes, ou bien procidentes, mais facilement réductibles et qui sont réduites au moment de l'examen.

Tous les accidents des hémorroïdes externes peuvent se borner à la sortie quotidienne de la muqueuse et à la saillie des varices hémorroïdales. Avec le temps, ces varices s'oblitèrent, et il reste à leur place un condylome flasque auquel, depuis la plus haute antiquité, on a donné le nom de *marisque*. Quelques malades éprouvent des pesanteurs à l'anus, des cuissons et une gêne et c'est ce qui les conduit au chirurgien.

Les complications des hémorroïdes externes se réduisent à deux seulement : la thrombose ou *phlébite* avec toutes ses conséquences et les fissures ou *ulcères douloureux de l'anus*.

La première complication est, sans contredit, la plus commune. La seconde est tellement rare, que l'on en observe à peine un cas sur deux cents hémorroïdaires.

Voici ce qu'est la *thrombose hémorroïdaire*.

Après une fatigue ou une constipation plus opiniâtre que de coutume, un point du bourrelet hémorroïdal devient douloureux. En dehors de la défécation, le malade sent dans l'anus quelque chose de dur et de douloureux qu'il éprouve le besoin d'expulser ; si le malade alors contracte volontairement son sphincter, il apprécie mieux sa douleur et la localise par la pensée à un point limité du pourtour de l'anus. L'émission des gaz et la défécation renouvellent ses douleurs. Lorsque la thrombose hémorroïdale est limitée, tout le mal se borne à une induration du volume d'un petit pois, et à des douleurs d'une durée moyenne de quatre jours.

Mais, dans d'autres cas, le mal augmente, et il se forme autour de l'anus une tuméfaction très douloureuse, une tumeur du volume d'une noisette, rouge vineux d'abord, puis noirâtre.

Après quatre jours de cet état, la tumeur devient noire, c'est-à-dire se sphacèle, ou redevient rouge et s'assouplit. Dans le premier cas, le mal se termine par gangrène, et dans le second il se termine par résolution.

Lorsque le mal doit se terminer par gangrène, le septième jour la gangrène est confirmée, la peau autour de l'hémorroïde devient rouge, un cercle éliminateur se forme et la tumeur commence à se détacher en laissant écouler du sang noir et une sanie roussâtre. L'eschare met environ six jours à se détacher, puis la réparation commence, et elle s'effectue, en général, très rapidement, en douze ou quinze jours environ. Il est très rare qu'à la suite il reste une fissure anale.

Lorsque le mal se termine par résolution, il reste une induration plus ou moins persistante, et ce n'est que longtemps après que l'hémorroïde se transforme définitivement en une marisque.

Il est très rare que les thromboses hémorroïdaires donnent lieu à un [abcès de la marge de l'anus. Ce sont les phlébites situées plus haut qui les causent, ainsi que la fistule anale.

Diagnostic.

Avant de passer au traitement proprement dit, nous allons consacrer quelques lignes au diagnostic des hémorroïdes.

Il est rare qu'on confonde celles-ci avec d'autres tumeurs de la région, qui offrent, du reste, des caractères bien tranchés, telles que : des *végétations*, des *polypes*, des *condylomes*, lesquels, du reste, sont situés de préférence au pourtour de l'anus.

Les *polypes* sont pourvus d'un pédicule qui les fait aisément reconnaître.

L'erreur serait plus grave si l'on prenait une tumeur maligne, un *épithélioma* du rectum pour une hémorroïde enflammée. « L'épithéloma de la région anale, écrit le Pr Duplay, constitue une tumeur végétante ou bourgeonnante, dure et friable à la fois, n'offrant ni rénitence, ni rougeur, ni réductibilité ».

Traitement prophylactique ou préventif

Et d'abord, faut-il traiter les hémorroïdes ?

D'après une opinion généralement répandue, les hémorroïdes seraient de véritables fontaines salutaires, dont l'écoulement devrait être toujours respecté. Cette opinion n'est pas nouvelle, puisque nous la retrouvons dès les premiers âges de la médecine.

« Les sécrétions du sang, écrit Oribase (1), qui se font par les hémorroïdes, (lesquelles sont des tumeurs formées par la dilatation des veines du rectum) guérissent la mélancolie et toute espèce de manie; elles guérissent aussi l'épilepsie, le vertige qui vient de la tête et le crachement de sang. Il ne surviendra non plus ni pleurésie, ni péripneumonie, ni fièvre ardente, ni même autre maladie suraiguë, quand on a des hémorroïdes; il ne se forme même pas d'ulcère malin, ni aucune de ces efflorescences morbides qui se portent à l'extérieur, comme les lèpres, les lichens et autres aspérités semblables. Mais pourquoi énumérer un à un ces faits, puisqu'il m'est impossible de dire en général que les hémorroïdes sont un grand obstacle à la formation des

(1) *Oribase*, XLV, 30ᵉ édition, Busemaker et Daremberg, 1862.

maladies et une solution pour celles qui existent déjà ? »

Nous retrouvons les mêmes théories au XVIIᵉ siècle, dans l'ouvrage du médecin Stahl :

« Il ne faut pas, écrit cet auteur, enrayer l'écoulement sanguin, véritable *hémorragie salutaire* et dans certains cas, il est utile de le favoriser ou même d'en déterminer l'apparition quand cela est possible. »

« Est-il un auteur, écrit le Dr Ozenne, traitant des hémorroïdes, qui ait omis de rapporter, trop souvent sans les discuter, ces exemples d'individus plèthoriques, chez lesquels se montrent, à époques plus ou moins régulières, des phénomènes de congestion hémorroïdaire, que l'on assimile à une menstruation, et chez lesquels une évacuation de sang par la voie rectale produit un soulagement local et général ?

» Enoncer ce dernier fait, n'était-ce pas proclamer les hémorroïdes salutaires ? Dès lors, cette idée ne tarde pas à faire son chemin et elle prend d'autant plus corps, que la suppression d'un flux rectal chez certains sujets atteints de goutte et de rhumatisme, paraît, en étant suivie de manifestations diverses de ces diathèses, lui apporter un sérieux appoint de légitimité. »

La quantité de sang expulsée, dont l'évacuation, d'ailleurs, peut se produire en dehors de toute défécation, n'est généralement pas très abondante à chaque hémorragie. Cet écoulement dépasse rarement un demi-verre de liquide ; c'est un fait d'observation quotidienne, qui ne peut être mis en doute et qui doit faire regarder comme dénuées de tout fondement certaines observations, dans lesquelles il est question de pertes considérables.

A titre de curiosité, citons-en quelques exemples, ainsi mentionnés par Daniel Molière :

M. Dupasquier a vu un malade qui, en une nuit, perdit 9 livres de sang.

Calvert parle d'une femme qui avait perdu en deux heures trois pleins vases de nuit.

Borelli aurait observé un individu affligé d'une véritable menstruation anale qui, chaque mois, lui coûtait environ dix livres de sang.

Montègre rappelle les observations de Montanus (hémorroïdaire ayant perdu, pendant 45 jours de suite, deux livres de sang par jour) ; de Cornarius, (gentilhomme hongrois, ayant perdu six livres) ; de Lanzoni (prêtre rendant quotidiennement une livre de sang) ; de Ferdinand (perte quotidienne d'une demi-livre pendant plusieurs mois).

Panarola raconte qu'il a connu un noble espagnol qui, depuis quatre ans, rendait tous les jours une livre de sang et paraissait cependant jouir d'une bonne santé. Faut-il encore rappeler les observations d'Hoffmann, (vingt livres en 24 heures) ; de H. Smetius (trente livres en deux ou trois jours) et de C. Pezold, (soixante-quatre livres en un seul accès !)

De pareilles relations ne méritent assurément aucune créance.

« Ceux qui rapportent de tels faits, dit avec raison Gosselin, n'ont même pas examiné la région anale pour savoir s'il y avait eu des tumeurs hémorroïdaires. Le sang avait été rendu par l'anus ; il ne leur en a pas fallu davantage pour admettre les hémorroïdes. Ils ont indiqué ces quantités considérables sans avoir vu, ni pesé, ni mesuré le liquide ; il ne se sont même pas demandé si le sang ne provenait pas d'ulcération cancéreuse.

» La clinique moderne ne peut accepter de pareils faits, ni de pareilles interprétations. Les procédés exacts et rigoureux ne permettent d'admettre la source hémorroïdaire d'une hémorragie qu'après un examen attentif. Or, dans tous les cas où j'ai fait cet examen sur des sujets épuisés par les pertes de sang, j'ai pu constater, ou qu'il y avait eu des hémorroïdes procidentes, se déchirant par l'acte de la défécation, ou des maladies d'une autre nature ».

Loin d'être une soupape de sûreté, ces hémorragies répétées constituent un danger bien plutôt qu'un bienfait, puisque, d'une part, elles engendrent parfois une anémie contre laquelle il faut lutter, et, que, d'autre part, il n'est nullement prouvé que leur suppression provoque nécessairement une autre affection.

Au résumé, l'expérience de chaque jour démontre que beaucoup de personnes n'éprouvent aucun inconvénient sérieux de la présence d'hémorroïdes.

Mais nous avons vu qu'il peut survenir un certain nombre d'accidents : l'hémorragie, par exemple, parfois assez abondante pour compromettre la vie ; des douleurs, tenant à l'inflammation ou à l'étranglement des tumeurs hémorroïdaires ; accidents contre lesquels il faut agir.

Il est inutile, peut-être dangereux, (ce qui dépend de l'âge des sujets), de tenter la cure radicale des hémorroïdes, ou même de les traiter chirurgicalement, mais on doit opérer quand il survient des complications ; on n'agit pas contre l'hémorroïde proprement dite, mais contre l'accident qu'elle provoque : abstenez-vous donc de vous faire opérer tant qu'il ne survient pas d'accidents.

Contre des hémorroïdes procidentes, mais qui rentrent très facilement ; contre un écoulement sanguin peu abondant et une gène plus ou moins notable, mais sans vives douleurs, contentez-vous du traitement médical.

Prenez un bain de siège frais et un lavement froid tous les matins ; des laxatifs pour éviter la constipation, si cela est nécessaire : vous obtiendrez presque toujours par ce traitement, plutôt hygiénique, une amélioration notable.

De petits lavements froids boriqués sont particulièrement indiqués et doivent être renouvelés quotidiennement.

En général, ces ablutions et ces injections rectales sont suffisantes pour éteindre les démangeaisons, dont le contour anal devient assez souvent le siège. Lorsqu'elles persistent malgré l'emploi de ces moyens, l'application permanente, pendant quelques jours, d'un tampon de coton hydrophile, imbibé de la même solution (boriquée), amène très rapidement leur disparition, en empêchant, d'une part, tout frottement des tissus les uns contre les autres, et, d'autre part, en agissant favorablement sur les points irrités

Quelques jours de repos, des applications de compresses fraîches suffisent le plus souvent pour que les choses se remettent en place, et le malade pourra, à l'aide des précautions signalées plus haut, éviter le retour des mêmes accidents.

Avant tout, il faut prévenir la fluxion. De tous les moyens préconisés, le régime est le plus essentiel, c'est-à-dire avoir une vie active et éviter la constipation, non pas par des drastiques qui iraient à l'encontre du but poursuivi, en augmentant l'état fluxionnaire de l'intestin et des vaisseaux hémorroïdaires, mais par des laxatifs, dont les meilleurs sont : l'huile de ricin, la fleur de soufre, seule ou associée à la crème de tartre, la magnésie à petites doses (0 gr. 50) chaque matin, de façon à amener une selle régulière.

Mais si la congestion s'est produite, et surtout si elle est intense, il faut la combattre, et combattre aussi les hémorrhagies auxquelles elle peut donner lieu : garder le repos dans la position horizontale, et, à l'intérieur, prendre des médicaments astringents.

On a préconisé les irrigations, les douches ascendantes froides administrées sans violence.

D'après quelques médecins, les applications et les lotions froides procureraient plus de soulagement ; le fait est, en effet, exact pour certains hémorroïdaires, mais non pas pour la plupart, et l'on a même observé que l'action de l'eau froide avait pour conséquence une plus longue durée des crises et une exagération de l'inflammation.

A côté du froid, on peut aussi employer le système opposé, c'est-à-dire la chaleur, aussi élevée qu'il est possible de la supporter : soit des lavements à 40 degrés, répétés plusieurs fois par jour, qui amènent, en général, un soulagement notable et durable.

On s'abstiendra de fatigues corporelles exagérées, de l'équitation et de l'usage de la bicyclette ou, du moins, de son abus ; ce sont là autant de conditions susceptibles de gêner la circulation veineuse.

Au contraire, un exercice modéré de chaque jour en plein air, une friction sèche quotidienne sur tout le corps et la pratique de l'hydrothérapie auront une influence salutaire pour régulariser la circulation et pour rendre plus réparateur le repos de la nuit, qu'on prendra sur un matelas de crin.

Pendant la grossesse, c'est l'hygiène qui doit dominer le traitement.

Si les tumeurs se congestionnent et deviennent turgescentes, on s'adressera aux injections rectales et aux lotions d'eau chaude aux bains et aux narcotiques. Dans le cas où l'étranglement persiste, la dilatation forcée du sphincter devra être préférée à l'emploi des sangsues, placées soit à l'anus, soit sur les hémorroïdes elles-mêmes. Car, à la suite de leur application, des complications et des avortements se sont parfois produits.

Lorsque, pendant les suites de couches, les accidents hémorroïdaires dont la disparition spontanée n'est pas rare, ont persisté ou n'ont pas cédé au traitement palliatif ordinaire, on peut être conduit à la dilatation.

Traitement médical externe.

Avant d'indiquer ce qu'il faut employer contre les hémorroïdes, disons ce qu'il faut proscrire. Et d'abord les antiseptiques forts, tels que le sublimé et l'eau phéniquée.

Les lavages au sublimé sont une mauvaise pratique à tous les points de vue, nous a appris le Dr Lucas-Championnière. D'abord, l'action microbicide que l'on recherche ne saurait se produire, et cela pour un motif péremptoire : avec la masse de substances albuminoïdes, de matières putrescibles qu'elle rencontre, la solution mercurielle perd tout pouvoir antiseptique. Il se forme des albuminates de mercure, tout à fait dépourvus de puissance anti-microbienne. Mais il y a, en outre, un inconvénient plus sérieux à employer le sublimé, c'est que celui-ci est très irritant et qu'il résulte souvent de son application de l'eczéma, parfois très douloureux.

L'eau phéniquée ne rendra des services que si les sécrétions hémorroïdaires sont fétides; encore devra-t-on n'user que de solutions faibles de phénol, par lui-même très irritant.

Quand les hémorroïdes sont très enflammées, on se trouvera bien de cataplasmes de fécule de pommes de terre, de préférence aux cataplasmes de farine de lin. Ces cataplasmes devront être appliqués tièdes.

L'iodoforme, le salol sont plus nuisibles qu'utiles; la vaseline boriquée est un topique calmant. On peut substituer à la vaseline de l'axonge benzoïnée, pour varier les formules, quand la médication, par sa répétition, ne produit plus d'effet.

Quand les hémorroïdes sont moins enflammées, les astringents deviennent d'une réelle utilité: parmi eux, il en est un trop dédaigné, et que connaissent bien les commères: c'est la décoction de feuilles de noyer, très efficace en lavages, sous forme de petits lavements.

Encore un remède populaire que l'onguent populéum ou pommade de bourgeons de peuplier, dont l'application produit un soulagement presque immédiat.

On pourra également employer les onctions adoucissantes avec de la crème, du suif, ou de la graisse de veau.

Les feuilles de pommes de terre sont narcotiques et les cataplasmes de feuilles de pommes de terre ont été vantés pour calmer les hémorroïdes douloureuses.

De même, les fumigations de cerfeuil.

Ce qui ennuie le plus le malade porteur d'hémorroïdes, c'est quand *elles sortent*. On doit toujours s'efforcer de réduire le plus tôt possible les tumeurs, ce qui se fait très simplement au moyen du doigt enduit d'un corps gras. Si la réduction ne s'obtient pas immédiatement, le malade gardera le lit dans la position horizontale, et on appliquera sur les parties enflammées des compresses froides ou une vessie de glace.

Généralement les malades sont soulagés par l'hémorragie, mais ils ne doivent pas laisser l'écoulement du sang se trop prolonger. Des lotions d'eau très chaude suffiront le plus souvent à arrêter le flux : au besoin, on pourra ajouter à l'eau une pincée d'alun. Un tampon d'ouate hydrophile, trempée dans une solution concentrée d'antipyrine est également un excellent hémostatique.

Contre le ténesme qui accompagne habituellement la sortie des tumeurs, les suppositoires belladonés ou opiacés, ou une pommade à la cocaïne, se montreront très efficaces.

Le Dr Reclus prescrit contre les hémorroïdes externes le traitement suivant :

Faire coucher le malade sur le côté, la jambe qui ne repose pas sur la table fortement repliée sur l'abdomen, de manière à bien découvrir la région anale.

Commencer par insensibiliser la muqueuse, car elle est excessivement irritable : pour cela, enfoncer dans le rectum un tampon de ouate hydrophile, imbibé de la solution de cocaine et enroulée autour d'une pince à forcipressure ; en même temps, maintenir appliqué sur l'anus même un autre bourdonnet de ouate, imbibée aussi de cocaine.

Enfonçant alors un doigt dans le rectum, faire de l'autre main, tenant la seringue de Pravaz, avec une solution à 2 p. 100, six piqûres d'une demi-seringue chacune, tout autour de l'anus ; faire pénétrer l'aiguille de la seringue entre la muqueuse et le tissu cellulaire qui entoure le rectum, et pousser le piston en même temps qu'elle chemine dans les tissus. Cette manœuvre évite l'injection possible dans les veines, qui, à cet endroit, sont nombreuses, d'une trop grande quantité de cocaïne, ce qui pourrait produire des accidents.

Le Dr Audhoui donne, de son côté, la formule suivante :

Onguent populéum.................. 30 gr.
Cérat saturné. .... 10 —
Antipyrine........................   3 —
Extrait de belladone)
Extrait thébaïque..) ãã 1 gr.

Mêlez exactement.

Faire des onctions sur les tumeurs hémorroïdales, douloureuses et non fluentes, ou après avoir fait cesser l'hémorragie si elle était trop abondante.

Lavements quotidiens pour éviter la constipation.

Pour les *hémorroïdes internes*, on peut employer des suppositoires au calomel.

Le calomel constitue non seulement un excellent procédé curatif contre les hémorroïdes, mais aussi une médication préventive contre leur étranglement qui, avec la phlébite qui l'accompagne, produit les affreuses crises hémorroïdaires.

Matin et soir, après chaque selle, laver soigneusement l'anus avec de l'eau boriquée, puis appliquer, sur et dans l'anus, une couche de cette pommade :

$$\left.\begin{array}{l}\text{Vaseline}\\ \text{Lanoline}\end{array}\right\}\ \text{ââ 15 grammes.}$$

Calomel............... 2 —

On peut, suivant les circonstances, y ajouter soit de l'extrait thébaïque, 20 à 25 centigrammes, soit de l'extrait de belladone, même dose.

Les suppositoires, dont nous donnons ci-après la formule, sont également à recommander :

Aristol..................... 0 gr. 30 cent.
Chrysarobine............. 0   50 —
Extrait de belladone....... 0   10 —
Beurre de cacao.......... 30
Pour dix suppositoires. Un par jour.

3

D'après le Dr J. Brindley (de Londres), tous les symptômes morbides céderaient complètement à des applications de calomel sur les parties malades. Depuis plusieurs années que ce médecin emploie ce traitement, il n'aurait encore rencontré aucune hémorroïde emflammée, sécrétante, saignante ou non, qui aurait résisté à l'action de cette substance.

Le Dr Preissman (d'Odessa) arriverait à des résultats aussi heureux en traitant ces tumeurs de la manière suivante : avec une solution iodo-iodurée de glycérine, il imbibe de petits tampons de coton qu'il applique sur les hémorroïdes, en ayant soin de les renouveler toutes les trois ou quatre heures. Ces applications sont un peu douloureuses au début ; aussi convient-il, si le sujet est très sensible ou si les hémorroïdes sont enflammées, de commencer par une solution faible (glycérine, 35 grammes, iode, 0 gramme 20, KI, 2 grammes) pour arriver graduellement à une solution plus forte (glycérine 35 grammes, iode 1 gramme, KI 5 grammes). Les résultats séraient des plus encourageants.

On peut également faire usage de la pommade suivante :

Extrait d'hamamelis......	0 gr.	50 cent.
— de ratanhia......	0	75 —
— de belladone......	0	10 —
Vaseline	30 grammes.	

Dans les cas d'hémorroïdes non procidentes :
Vaseline .... 15 gr.
Chlorhydrate de cocaïne.. 0   20   cent.
Antipyrine 1   50   —
Salol .... 1 gramme.
Cire, Q. S. pour arriver à obtenir une consistance assez solide.

En appliquer dans l'anus, deux à trois fois par jour, gros comme une petite noisette.

Quand les hémorroïdes ont de la tendance à sortir, on emploiera la pommade suivante aux mêmes doses :

Vaseline..................... 20 grammes.
Chlorhydrate de cocaine.. 0 gr. 15 cent.
Tannin .... 1 gramme.
Extrait de ratanhia ...... 0 gr. 50 cent.
— de belladone ..... 0 gr. 10 —

Allingham prescrit des fomentations avec le glycérolé de tannin ou une pommade au calomel, dont l'application produit une cuisson assez vive, il est vrai, mais qui n'est que passagère et rapidement suivie de la diminution de la turgescence.

On peut encore faire usage du liniment suivant :
Extrait fluide d'hamamelis Virginica.
Extrait fluide d'hydrastis Canadensis   ââ.
Teinture de benjoin composée......   16 gr.
Teinture de belladone............... 4 gr.
Huile d'olive phéniquée à 5 0/0..... 32 —
Mêlez. Usage externe.

Kossoberdckji prescrit :

1º Chrysarobine.................. 0 gr. 75 cent.
   Iodoforme..................... 0   30 —
   Extrait de belladone.......... 0   60 —
   Vaseline...................... 15 grammes.

Appliquer cette pommade à l'extérieur, deux ou trois fois par jour.

Suppositoire :

2º Chrysarobine.................. 0 gr. 08 cent.
   Iodoforme..................... 0   02 —
   Extrait de belladone.......... 0   01 —
   Vaseline...................... 2 grammes

D'après d'autres auteurs, un seul badigeonnage de l'anus avec du collodion simple suffirait pour faire disparaître la démangeaison pendant douze à vingt-quatre heures.

L'application sur la tumeur hémorroïdaire d'une mince couche d'ouate, imbibée de collodion simple (non riciné), a pour effet non seulement de procurer un soulagement considérable, mais encore d'amener une réduction progressive du volume de l'hémor-roïde.

On peut éviter la douleur provoquée par cette application au moyen d'un badigeonnage préalable à la cocaïne.

S'il y a du catarrhe rectal, on pourra essayer d'une décoction de myrtilles. Fait assez singulier, l'ingestion de myrtilles cuites aurait une très heureuse inffluence sur les hémorroïdes. On s'explique difficilement cette action. On ne s'explique pas davantage comment peut agir la médication recommandée par le Dr Artault, de Vevey, qui recommande de prendre 10 à 20 gouttes de teinture de marrons d'Inde dans de l'eau, au moindre symptôme douloureux. L'effet serait, paraît-il, instantané, au dire de notre confrère.

Traitement interne

C'est en 1896 que le Dr Artault a attiré l'attention des praticiens sur les remarquables effets de la teinture de marrons d'Inde contre les douleurs hémorroïdaires.

Les seuls cas d'insuccès furent dus soit à des erreurs de diagnostic (fissures ou fistules), commises par quelques médecins qui, sur la foi des malades, les traitaient comme hémorroïdaires sans les avoir examinés, soit à la chronicité et à la longue durée de la maladie où le médicament ne produisait guère que des améliorations passagères ; soit enfin à la mauvaise préparation des teintures ou des extraits, comme celles qui sont faites avec des marrons secs, par exemple, ou bien dans de mauvaises conditions, avec des alcools de degrés divers ou de concentration indéterminée.

Le principe actif du marron contre l'hémorroïde est l'*argyne*, un glucoside de couleur gris jaune clair, à odeur de réglisse, de saveur douce, comme sucrée, à la pointe de la langue, devenant d'une amertume intense et presque strangulante à la base.

Sa manipulation ne laisse pas que d'être désagréable, par les éternuements que provoque la poudre, par la saveur amère et pénible qu'elle laisse à la gorge, par les poussières qui s'en élèvent, par les coliques avec sensation de pesanteur dans le ventre et au foie qu'elle provoque au bout de quelques heures de séjour dans le laboratoire. Tout ceci prouve que c'est un médicament actif.

Le marron ne renferme guère que 1 0/0 de glucoside, et celui-ci réside exclusivement dans les cotylédons. L'argyne se donne sous forme de pilules de un centigramme, ce qui correspond à 5 gouttes environ de teinture de marrons. Généralement, une pilule avant chaque repas suffit, quelquefois deux sont nécessaires et, comme avec la teinture, ce qui frappe le plus est la rapidité d'action.

Dujardin-Beaumetz prescrit l'alcoolature d'*hamamelis*, qui s'emploie de la façon suivante : à l'intérieur, et dans les cas aigus, 24 gouttes par jour en trois fois, diluées dans un peu d'eau. Même dès les premiers jours, le flux sanguin est supprimé, la douleur disparaît et les bourrelets hémorroïdaux s'affaissent et se flétrissent.

Lorsque la résolution est obtenue, on doit prendre encore pendant un mois 10 gouttes, matin et soir. Crinon donne :

> Capsicum fastigiatum (piment
> de Cayenne) concassé....... 1 partie.
> Alcool à 60°............... 5 —

Dix gouttes dans un peu d'eau avant les repas.

Nous donnons la préférence à l'extrait fluide américain d'hamamelis, connu sous le nom de *Spécifique du Dr Ludlam*.

Traitement chirurgical

Les circonstances qui exigent l'intervention chirurgicale sont les suivantes :

Des hémorragies répétées, abondantes, incoercibles ; — une hémorroïde externe enflammée très douloureuse ; — un bourrelet hémorroïdal procident et étranglé ; — une fissure anale concomitante.

Il est de l'essence même des hémorroïdes de provoquer des pertes de sang, puisque c'est en quelque sorte leur caractère particulier, mais ces pertes de sang prennent parfois un caractère inquiétant. Cette grave complication dépend d'une disposition anatomique spéciale. Le sang que perdent les malades dans ces conditions, n'est pas du sang veineux, c'est du sang artériel, rouge, rutilant.

Lors donc que les hémorroïdes internes provoquent des pertes de sang assez abondantes pour compromettre la santé du sujet, il n'est évidemment pas nécessaire d'attendre qu'elles compromettent la vie, il faut intervenir...

«... Je connais dans le monde, écrit un de nos confrères, plusieurs originaux qui sont condamnés, par leurs hémorroïdes, à une vie retirée, monotone et triste, et qui, dès le début, ont cru et continuent de croire encore que leur santé, si chétive cependant, aurait vivement souffert de la cessation de leurs hémorroïdes. Triste préjugé, bien fait pour indigner les véritables médecins, c'est-à-dire ceux qui, familiarisés avec la physiologie, savent bien que l'homme ne peut vivre convenablement en perdant son sang et en s'épuisant par le douleur ! Erreur déplorable qui, par la crainte de maladies possibles, laisse subsister des maladies réelles !... »

S'il était nécessaire de justifier l'intervention du chirurgien, nous pourrions signaler ce simple fait que, dès les temps hippocratiques, on a préconisé la cure de hémorroïdes en conseillant de les attaquer par différents procédés opératoires, soit partiellement, soit en totalité (1).

Quel genre d'opération convient le mieux? C'est ce qui reste à discuter.

Nous rappellerons, pour mémoire seulement, le procédé de Chassaignac, consistant à attirer au dehors, avec une sorte d'érigne en forme de parapluie,

(1) *Actius.*

toutes les hémorroïdes, à les pédiculiser et à les enlever en masse à l'aide de l'*écraseur*. Pour l'honneur de ce grand chirurgien, nous ne voulons pas juger ce procédé heureusement abandonné et auquel d'ailleurs, il eut recours à peu près seul, parmi ses contemporains.

La *cautérisation*, l'une des méthodes les plus anciennes que l'on ait mises en pratique contre les tumeurs hémorroïdaires, a été surtout appliquée à la cure des hémorroïdes internes.

Les cautérisations sont à peu près abandonnées ; aussi est-il inutile d'y insister. autrement que pour rappeler l'action favorable, d'après Gosselin, de l'*acide azotique monohydraté*, en attouchements sur la variété d'hémorroïdes externes, dites *hémorroïdes muqueuses*.

Amussat se déclare néanmoins partisan de la cautérisation, pour laquelle il conseille le *caustique de Vienne* ; mais s'il conseille de traiter ainsi les hémorroïdes internes, il regarde comme inutile de toucher aux hémorroïdes externes.

Ph. Boyer a préconisé la *cautérisation au fer rouge*. qui n'expose pas aux insuccès et aux accidents observés après l'emploi de l'*excision* et de la *ligature*.

L'*incision*, autrefois très en faveur, est simple et facile à exécuter ; elle a, de plus, cet avantage d'apporter un rapide soulagement et quelquefois, assure-t-on, de guérir définitivement.

De tous les procédés préconisés pour la cure opératoire des hémorroïdes, deux seulement paraissent au professeur Duplay, applicables dans la généralité des cas : le premier, c'est la *dilatation forcée de l'anus* qui est indiquée quand le sphincter est contracturé.

Lorsque le sphincter est relâché, ou lorsque la dilatation a échoué, il faut recourir à la cautérisation telle que le professeur Duplay la pratique.

Voici comment opère ce chirurgien :

Aux quatre points cardinaux de l'anus, il embroche les hémorroïdes les plus saillantes avec un fil d'argent passé dans une graude aiguille courbe. Il faut avoir soin de passer sur les limites de la peau et de la muqueuse, et de ressortir au centre de l'anus. Le fil d'argent traversant chaque hémorroïde représente une anse qui permet de soulever la tumeur et de l'isoler en quelque sorte des parties contiguës. Dans ces conditions, le *thermocautère* chauffé au rouge sombre (pour éviter les hémorragies), on détruit entièrement l'hémorroïde, partie en la brûlant, partie en la disséquant avec l'instrument, de manière à détacher la portion du bourrelet qui a été traverseé par le fil métallique. On devra avoir soin de ne pas toucher à la peau, du moins profondément. On agit de la même façon sur les quatre points embrochés et l'opération est terminée.

L'opération, ainsi conduite, assure une cicatrisation sans rétrécissement, grâce aux quatre ponts de muqueuse qu'on laisse intacts entre les surfaces cautérisées.

Les suites sont en général très simples. Il est bon de savoir que, parfois, au moment de la chûte des escarres, il survient une petite hémorragie. Mais celle-ci n'a aucuue gravité, et, si elle se produit, l'hémostase en est des plus faciles.

Un bourrelet hémorroïdal procident peut devenir irréductible; le malade ou le chirurgien presse en vain sur la tumeur, qui ne rentre pas.

Du moment où la tumeur est irréductible, elle subit au pourtour de l'anus, au niveau du sphincter externe, un certain degré d'étranglement; cet étranglement peut être si léger qu'il n'amène pas de modifications profondes dans la texture du bourrelet et qu'il cède de lui-même après quelques jours de repos. Mais il n'en est pas toujours ainsi. L'étranglement est parfois si prononcé que la tumeur est frappée de gangrène, et le malade, en proie à des douleurs atroces est exposé à un danger de mort. Il ne faut, donc pas réduire le bourrelet, même quand la chose deviendrait possible, mais bien le détruire au plus tôt.

La cautérisation profonde au fer rouge donne encore ici de fort bons résultats.

Il n'est pas rare d'observer des sujets atteints à la fois d'*hémorroïdes* et de *fissure anale*, et à la gêne que provoquent d'habitude les hémorroïdes, se joint la douleur de la fissure.

Il en résulte que les hémorroïdes, devenues plus turgescentes, sont elles-mêmes plus douloureuses et que la procidence, quand elle se produit, est plus difficile à vaincre.

Il est donc aisé de comprendre, d'après cela, que la dilatation forcée du sphincter anal soulage singulièrement le malade. Elle guérit la fissure, elle fait cesser la constriction exercée sur les paquets variqueux, mais il est aisé de comprendre aussi que cette méthode de traitement ne saurait être généralisée.

Elle n'a pas d'action, bien entendu, sur l'hémorroïde elle-même; elle fait seulement disparaître la contracture du sphincter et avec elle l'état congestif qui en pouvait résulter.

La *dilatation forcée du sphincter externe* est donc surtout indiquée lorsque les hémorroïdes s'accompagnent de fissure. Ce n'est pas le cas le plus habituel.

FIN

Châteauroux. — Typographie et Lithographie P. Langlois et C*

9 782019 996352